Eva Heinrich-Winkler

Homöopathie wirkt sichtbar und wiederholbar für Jedermann

Eva Heinrich-Winkler

Homöopathie wirkt sichtbar und wiederholbar für Jedermann

Ein Erfahrungsbericht

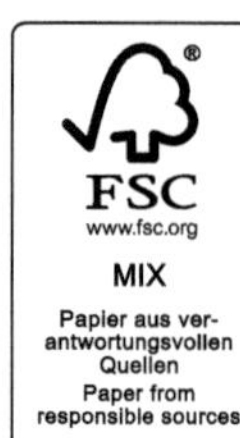

Bibliografische Information der Deutschen Nationalbibliothek:
Die Deutsche Nationalbibliothek verzeichnet diese Publikation in
der Deutschen Nationalbibliografie; detaillierte bibliografische
Daten sind im Internet über dnb.dnb.de abrufbar.

© 2025 Eva Heinrich-Winkler, Berlin
Herausgeberin:
Monika Liegl, Eppertshausen
Verlag:
BoD · Books on Demand GmbH,
Überseering 33, 22297 Hamburg, bod@bod.de
Druck: Libri Plureos GmbH,
Friedensallee 273, 22763 Hamburg
Grafik und Bilder: Eva Heinrich-Winkler
ISBN: 978-3-7693-2348-1

Inhalt

Vorwort

Es ist schon sonderbar, dass man dem Ur-Knall aus dem Nichts zustimmt und zum Fundament der wissenschaftlichen Lehre erhebt, der Homöopathie aber jede Wirkung »mit Nichts« abspricht, obwohl seit mehr als hundert Jahren Menschen die heilsame Wirkung bekunden – selbst unser Geheimrat Goethe mit all seinem Wissen in Mineralogie, Biologie und Farbenlehre.

Jetzt kann man die Wirksamkeit sichtbar machen – zum Be-Greifen für Jedermann. Eine Blume verändert ihre Farbe!

Homöopathie – der Tropfen im Bodensee zeigt Wirkung!

I. Homöopathie und Hortensien-Blüten

1. Gedanken am Wegesrand

Eigentlich waren es drei Blüten, die den Gedankenweg lenkten. Hortensien – im Sommer überall zu erblicken – in Weiß, Rosa und Blau!

So kann man aus der Fachliteratur erfahren, dass die ersten Kulturformen der Hortensie schon Ende des 18. Jahrhunderts aus Asien (Japan) nach Europa eingeführt wurden und es finden sich alsbald Berichte über rosarot blühende Hortensien, die erstaunlicherweise auch blaue Blüten hervorbrachten.
Und: Es waren nur die rosarot blühenden Hortensien, die sich zur Blaufärbung eigneten.

1.1 Farbenvielfalt der Hortensien

Typischerweise variieren die Farben der Hortensien-Blüten mit dem Säuregehalt des Bodens. In saurem Boden (pH-Wert zwischen 4 und 5,5) tendieren die Blüten zu Blau, bei höherem pH-Wert (Boden wird alkalischer) geht die Blütenfarbe zu Rosarot über.
Hinzu kommt noch der Blütenfarbstoff Delphinidin, welcher mit Aluminium-Ionen eine Verbindung eingeht und zur intensiven Blaufärbung beiträgt.

In der gärtnerischen Praxis wird zur Farbregulierung meist Kalium-Aluminium-Sulfat eingesetzt – besser bekannt als: Alaun!

Die Dritten im Bunde sind die Hortensien »ganz in Weiß«. Es wird mehrmals bestätigt, dass weiße Hortensien-Blüten stets Weiß bleiben – bis zum Verblühen, dem bekannten Braunton. Eventuell kommt noch das Chlorophyll-Grün durch, aber keine andere Farbe – weder Rosarot noch Blau, da eben ein Pigmentmangel besteht.

Weiße Hortensien bleiben laut vieler Aussagen <u>immer</u> Weiß!

1.2 Von Weiß zu Rosarot

Weiß gezüchtete Hortensien sollten die Basis für das Experiment zum Wirkungsnachweis der Homöopathie werden!

Da die ursprüngliche rosarote Wildhortensie bei Weißzüchtung ihren Farbstoff nicht mehr hervorbringt – sozusagen »krankt« – müsste man den Grund dafür finden.
So kam die Idee, es doch einmal mit homöopathisch aufbereitetem Alaun zu versuchen, denn das handelsübliche (grobstoffliche) Alaun zeigte keine Farbreaktion bei den weiß gezüchteten Hortensien an.

Rückblickend sind es nun schon fünf Faktoren, die die Farbbildung beeinflussen:

1. der pH-Wert des Bodens
2. der Farbstoff Delphinidin
3. das Aluminium-Sulfat (Sulfat = Salz der Schwefelsäure)
4. die Aluminium-Ionen sowie
5. der Hinweis zur Düngung mit Alaun!

Der Begriff Alaun kam bekannt vor und ein Blick ins Lexikon erhellt:

Alaun = Kalium-Aluminium-Sulfat (ein Mineralsalz, richtiger: ein Doppelsalz der Schwefelsäure)

2. Mineralien – Motor der Zelle

Schon Justus von Liebig (1803–1873) hatte erkannt, welche enorme Wirkung die Mineralsalze auf die Pflanze haben.
Auch der Arzt Dr. Wilhelm Heinrich Schüßler (1821–1898) befasste sich mit der Bedeutung von Mineralsalzen auf den Stoffwechsel der Menschen und der Pflanzen. Er entwickelte sein System der *Biochemie*.
Hier kommen Mineralien zur Anwendung, welche in kleinsten Gaben in und an der Zelle wirken, denn er kannte die Lehre von Virchow (1821–1902) und damit die große Bedeutung der Zelle und Zellmembran.

3. Reaktion homöopathischer Mittel lange bekannt

Dr. Schüßler nutzte hier die schon bekannte Lehre des Homöopathen Dr. Samuel Hahnemann (1755–1843) – mit Verreibung/Verdünnung und Verschüttelung eines Stoffes zum »Kleinsten« (in der klassischen Homöopathie sogar bis zum nicht mehr Nachweisbaren der stofflichen Materie über das Verdünnungsverhältnis $1:10^{23}$ [Avogadro-Zahl = kein Molekül mehr zu finden] hinaus).
Darüber später ausführlicher.

Dr. Schüßler blieb aber noch im nachweisbaren Bereich – meist bei Verdünnungen von $1:10^6$ oder $1:10^{12}$ (also millionen- bzw. milliardenfache Verdünnung eines Stoffes).

Seine Beobachtungen richteten sich in erster Linie auf die Mineralien, die für einen reibungslosen Stoffwechsel unabdingbar sind.
So wurden zwar die Mineralien nach Hahnemanns Lehre schrittweise potenziert (potentia = Kraft) –, aber seine Mittel wurden nicht nach dem homöopathischen Ähnlichkeitsgesetz ausgewählt, sondern sollten die Funktion als Ergänzung fehlender Mineralien haben (Funktionsmittel genannt).

Zu den bekanntesten 12 Funktionsmitteln kamen später noch Ergänzungsmittel hinzu (gemeinsam: *Biochemische Mineralsalze*).

4. Homöopathische Aufbereitung – die Potenzierung

Feste Ausgangsstoffe (Ursubstanzen) werden im Mörser
rhythmisch verrieben:
jeweils ein Teil Ursubstanz mit neun Teilen Milchzucker
(Milchzucker = Trägerstoff). Von gelösten Ausgangsstoffen
wird ein Tropfen mit neun Teilen Alkohol verdünnt und
dann verschüttelt.

Hier wird schon deutlich, dass homöopathische Aufbereitung einer Substanz mehr als <u>nur</u> Verdünnung ist! Sie ge-
winnt durch Potenzierung an Kraft (Potenz eben).

Verlangt man z. B. in der Apotheke das Schüßlersalz Nr. 20
in der Potenz D_6, dann bedeutet das:

Nr. 20 = Kalium-Aluminium-Sulfuricum (sulfuricum =
Sulfat)
D = Dezimalverdünnung in Zehnerschritten
D_6 = eine Verdünnung von 1:1000 000 (millionsten
Teil der Ursubstanz)
D_{12} = eine Verdünnung von 1:1000 000 000 (milliards-
ten Teil der Ursubstanz)

Mit der Potenz D_6 wurde der Versuch zur Sichtbarmachung homöopathischer Wirkung durch Farbwandel an
Hortensien begonnen.

5. Unerklärbare Phänomene der Information

Noch immer wird beim Begriff Homöopathie abwertend von Placebo gesprochen. Nichts drin – keine Wirkung! Basta!
Aber man kann auch andere Stimmen vernehmen. So zum Beispiel im folgenden Artikel in einer Tageszeitung von 1988.

5.1 Verfügt Wasser über ein Bio-Gedächtnis?

Unerklärbares Phänomen von Forscherteam bestätigt

Eine der renommiertesten und ältesten wissenschaftlichen Zeitschriften der Welt, »Nature«, veröffentlichte im Sommer 1988 einen Beitrag von 13 Forschern aus fünf Laboratorien in vier Ländern, der so ungewöhnliche Ergebnisse präsentiert, dass sich die Redaktion (der Berliner Zeitung/der Verf.) zu einem Kommentar entschlossen hatte, um diese Veröffentlichung zu begründen:
»Die Leser dieses Artikels mögen den Eindruck der Unglaublichkeit, den einige Referenten beim Prüfen der Fassungen des Manuskripts in den letzten Monaten empfanden, teilen. Die Quintessenz dieser Ergebnisse ist, dass eine wässrige Lösung eines Antikörpers seine Fähigkeit, eine biologische Antwort zu produzieren, selbst dann noch behält, wenn er so stark verdünnt ist, dass nur noch eine winzige Chance für das Vorhandensein eines einzigen

Moleküls des Antikörpers in der Probe besteht. Es ist keine physikalische Grundlage für diese Aktivität zu sehen. Mit der freundlichen Unterstützung von Professor Benveniste hat ›Nature‹ unabhängige Forscher gewinnen können, Wiederholungen dieser Experimente beizuwohnen. Ein Report dieser Arbeiten wird in Kürze erscheinen.«
Bis zu welcher Verdünnung bleibt die Wirksamkeit biologisch aktiver Stoffe erhalten? Diese alte, hochinteressante Frage hat in den letzten Jahren nicht nur spekulative, sondern experimentell sorgfältig untermauerte und sehr unerwartete Antworten erhalten. Schon Anfang der achtziger Jahre hatten einige Forschergruppen darüber berichtet, dass biologisch aktive Substanzen selbst dann noch eine Reaktion der Zelle bewirken, wenn sie so verdünnt vorliegen, dass sie rein rechnerisch gar nicht mehr vorhanden sein dürften. Aber diese Ergebnisse waren auf große Skepsis gestoßen.

Erhärtet wurden sie nun durch ausführliche, systematisch geplante und mehrfach wiederholte Experimente eines großen internationalen Teams von Biochemikern und Medizinern. Gegenstand dieser Experimente war die Reaktion von Antikörpern in weißen Blutkörperchen auf Antigene (Allergene, Anti-Antikörper). Ihre Aktivität gibt sich u. a. anhand eines sehr empfindlichen Farbtests zu erkennen. Aktive Proben und inaktive Blindproben wurden so codiert, dass die Bearbeiter nicht wissen konnten, in welcher Reihenfolge sie gemischt waren. …

Übertragung von Information erfordert dauerhafte Strukturen, wie die Buchstaben einer Schriftsprache. Je komplizierter die zu überschreibende Information ist, desto »intelligenter« müssen diese Strukturen sein – aber welche? ...

Um die Information zu übertragen, war kurzes, intensives Rühren der verdünnten Lösungen nötig. Erhitzen, Gefrieren oder Ultraschalleinwirkung wiederum zerstörte den »Informationsgehalt« der Superverdünnung.

Die Forschergruppe wies nach, dass das, was in den hochverdünnten Lösungen wirkt, kein Molekül ist. Dennoch vermag das unbekannte Phänomen seine biologische Aktivität präzise zu rekonstruieren. Seine Natur zu erklären, übersteigt unsere gegenwärtigen Kenntnisse subtiler Wechselwirkungen und Eigenschaften in der Welt der Moleküle und ihrer Bausteine. (Dr. Lothar Till)[1]

5.2 Kraft der Information

Nach dem Lesen dieses Artikels ist aber zu vermuten, dass es sich bei der beschriebenen Informations-Übertragung nicht nur um »astronomische« Verdünnungen handelt, sondern die »homöopathischen Schritte ausgeliehen« wurden (s. Pkt. 4) und nicht allein der Verdünnungs-Vorgang dieses Wunder bewirkte. Leider wurde das Wort *Homöopathie* nicht genannt!

---

1 »Berliner Zeitung« (19./20. November 1988), Wissenschaft, S. 18

Nur im vorletzten Abschnitt wird bestätigt: »… um die Information zu übertragen, war kurzes, intensives Rühren nötig …«

Genau: Diese Bewegung versetzt Wasser in kleine Schwingungen und ist ein Teil der homöopathischen Aufbereitung – Hahnemann lässt grüßen!

Aber wahrscheinlich wurde im ausführlicheren Originalbericht der Zeitschrift »Nature« doch schon auf *homöopathische* Phänomene hingewiesen, denn wie man unlängst erfahren konnte, wurde der französische Medizinprofessor Jacques Benveniste nach der Veröffentlichung seines o. g. Artikels in »Nature« alsbald stark von Homöopathie-Gegnern kritisiert und verlor nicht nur seine Forschungsgelder, sondern auch folgend seinen Lehrstuhl!

Der bekannte Nobelpreistärger Luc Montagnier (Entdecker des HI-Virus / 1983) befasste sich noch einmal mit dem Experiment von Professor Benveniste (verstorben 2004) und konnte ähnliche Phänomene bestätigen.
Leider wurde auch er so angefeindet, dass er Europa verließ und nun in China seine Forschungsarbeit fortsetzt.

5.3 Die Erklärung der klassischen Homöopathie

Anfrage:
Q1:Wie kann es sein, dass die homöopathischen Arzneimittel in so geringen Dosen wirken?

Streng genommen ist diese Fragestellung nicht ganz korrekt gestellt und zeugt von einem gewissen Unverständnis bezüglich der homöopathischen Heilweise und deren Gesetzmäßigkeiten, denn in der Homöopathie geht es primär nicht um geringfügige Dosen – damit wird ja nur die materielle Substanz eines Arzneimittels hinsichtlich seines Verdünnungsgrades beschrieben inclusive seiner zu erwartenden chemischen Wirkung –, sondern um sogenannte dynamisierte Potenzen, welche auf der Basis von feinstofflichen Informationen nach vollständig anderen Wirkprinzipien agieren und ausschließlich physikalischer Natur sind. Die Homöopathie als Heilmethode darzustellen, welche mit »Nichtsen« heilt (»Da ist ja nichts drin.«), ist absolut unseriös und entlarvt den Betreffenden als Ignoranten.

Grundsätzlich gesehen ist bei einem homöopathischen Arzneimittel zwischen der Information und dem Informationsträger zu unterscheiden, zwei Begriffe, die nur allzu häufig durcheinander gebracht werden.

Die immaterielle, geistartige Arzneimittelinformation ist immer an einen materiellen, d. h. stofflichen Träger, beispielsweise in Form von Milchzuckerstreukügelchen oder Alkohol bei Dilutionen (Verdünnung), gebunden.
Thorwald Dethlefsen vergleicht dies treffend mit einem Buch. Der Buchinhalt, so Dethlefsen, sei die eigentliche Information, auf die es dem Leser ankommt. Diese ist mittels Druckerschwärze auf dem Papier festgehalten. Durch das Analysieren von Papier samt Druckerschwärze bis hin zum letzten Atom lässt sich nun ausschließlich der Informati-

onsträger bis ins kleinste Detail durchleuchten, die eigentliche Information jedoch geht dabei für immer verloren.

Gesetzt den Fall, wir produzierten zwei vollkommen gleiche Bücher, und zwar absolut gleich im Sinne unserer materiell ausgerichteten Welt (Größe, Papier, Druckerschwärze, Einband etc.), jedoch grundverschieden hinsichtlich ihres Inhaltes; beispielsweise das eine mit dem Inhalt der Bibel und das andere mit dem Inhalt des Münchener Telefonbuches. Dann haben wir – materiell gesehen – zwei komplett gleiche Bücher. Die wissenschaftliche Analyse wird dies bestätigen, bis hinunter zur atomaren oder gar subatomaren Ebene. Dennoch unterscheiden sich diese beiden Bücher hinsichtlich ihres Inhaltes, sprich: ihres Informationsgehaltes, beträchtlich voneinander! Und darauf kommt es dem Leser ja eigentlich auch an. Oder sollte es nicht von Belang sein, ob man die Bibel oder das Münchener Telefonbuch aufschlägt? Analytisch materiell ist nicht feststellbar, welche Information in welchem Buch steht! Dies lässt sich nur mit Bewusstsein, auf einer nicht-materiellen Ebene erreichen!

Bei jeder wissenschaftlichen Analyse – wie sie heute praktiziert wird – fällt die Information unter den Tisch; es wird ausschließlich der Informationsträger analysiert auf Kosten der in ihm enthaltenen Information.

Doch nun zurück zu den homöopathischen Potenzen! Bei ihnen bilden sowohl der Alkohol als auch die Milchzuckerstreukügelchen die Trägersubstanz, den *Informationsträger*.

Die _spezifische Information des Arzneimittels_ dagegen wird _durch Dynamisierung_ mittels stufenweisem Verschütteln oder Verreiben der Ausgangssubstanz mit dem neutralen Trägerstoff vom Korporalen gelöst und in Form einer _geistartigen Imprägnation_ dem neutralen Trägerstoff aufgeprägt. Somit ist diese im Labor – ohne Zuhilfenahme des _Lebendigen_, wie z. B. bei der Kirlianfotografie – nicht nachweisbar. Nur der substanzielle Träger ist analysierbar und messbar; die Information ist dabei unwiederbringlich verloren. – Das erinnert mich an ein Analogon, an die Feststellung eines großen, weltbekannten Mediziners, ich denke, Virchow war es, der einmal gesagt haben soll: »Ich habe schon Hunderte von Leichen seziert, aber nie habe ich eine Seele gefunden.« Was den heutigen Menschen zum Lächeln anregt.

In der Homöopathie kann es also keinesfalls um kleinste Dosen gehen, ja nicht einmal um, mathematisch ausgedrückt, infinitesimal kleinste Dosen im materiellen Sinne, sondern hier handelt es sich um _entmaterialisierte, geistartig gemachte Arzneimittel_, welche sich gänzlich den chemischen Gesetzmäßigkeiten entziehen und _rein physikalisch wirken in Form von Schwingung und Energie_. In unsere heutige technische Welt übersetzt, ist dies vergleichbar mit einem Funksignal, durch welches eine tonnenschwere Raumstation im All von der Erde aus gesteuert wird. In diesem Funksignal ist kein einziges Teilchen Materie enthalten; es ist reine Energie, reine Information und notwendig, um überhaupt etwas im Materiellen zu bewirken, beispielsweise das Zünden und Wiederabschalten der Antriebsaggregate für eine notwendige Kurskorrektur im fernen Orbit. *Das heißt, das Energetische, das Feinstoffliche bewirkt Veränderungen im Grobstofflichen, im Materiellen.* – Somit dürfte die Frage nach dem stofflichem Gehalt von homöopathischen Potenzen in diesem Zusammenhang absurd sein ...[2]

6. Mittel der (Versuchs-)Wahl: Alaun

Der Grundgedanke des Hortensien-Farbwandel-Experimentes war ja, die weißgezüchteten Hortensien (die keine Pigmente mehr bilden konnten – also »krankten«) eventuell mithilfe der weiter oben genannten fünf Faktoren wieder zur Farbpigment-Bildung anzuregen.

Das grobstoffliche Alaun, das man bei Gärtnern/Läden erwerben kann, brachte keinen Farbwandel.

So kam Hahnemanns Leitgedanke der Homöopathie in Erinnerung: *Similia similibus curantur = Ähnliches werde mit Ähnlichem geheilt!*

Für das Alaun (in homöopathischer Verdünnung) muss man nicht lange suchen.
Alaun ist bei den Schüßler-Salzen das *Ergänzungsmittel*

---

2 www.tisani-verlag.de, FAQ (frequently asked questions, häufig gestellte Fragen), Q1 (Frage 1)

Nr. 20. Ergo: Kalium-Aluminium-Sulfuricum und in jeder Apotheke günstig zu erwerben.

Für die Hortensien-Versuche wurden ausschließlich Produkte der DHU (Deutsche Homöopathie Union) genutzt. Jedoch können auch Produkte anderer Hersteller zum Vergleich ausprobiert werden.
Mehrere Pflanzen (weiße Blüten schon zu erkennen) wurden gekauft und in den Garten gepflanzt. (Die Erfahrung der Jahre zeigt: Die Hortensien können auch im Topf verbleiben; aber nicht in Terrakotta-Töpfe umpflanzen! Terrakotta = tonhaltig = aluminiumhaltig = Einfluss auf Farbpigment-Bildung!)

7. Bericht in einer kleinen Zeitschrift

Nach vielen Bestätigungen vom sichtbaren Farbwandel bei Hortensien mit dem biochemischen Schüßler-Salz (und keinerlei Reaktion bei den Kontrollpflanzen mit Wasser u. A.) wurden die Erfahrungen an die Redaktion der Zeitschrift »Weg zur Gesundheit« gesandt und der Autor/Heilpraktiker Günther H. Heepen erarbeitete folgenden Artikel[3]

Sensationell: Pflanzen reagieren auf biochemische Salze

… WzG-Leserin Eva Winkler stieß durch Zufall auf eine interessante Entdeckung, die sie dankenswerter Weise

---

3 Zeitschrift WzG »Weg zur Gesundheit«, 5/2005, S. 127 ff

erstmals in unserer Zeitschrift beschreibt: Weiße Hortensien (Hydrangéa), die einen Pigmentmangel aufweisen (deshalb kommt keine Farbbildung zustande), reagierten auf ein Schüßler-Salz und entwickelten innerhalb von Tagen eine rote Farbe …

Konkret unternahm Eva Winkler folgenden Versuch: Sie nahm weiße Hortensien und pflanzte sie in Muttererde. Dem Gießwasser fügte sie potenziertes Alaun (Kalium aluminium sulfuricum D6, Ergänzungsmittel Nr. 20) zu und zwar fünf Tabletten auf einen Liter Wasser. Die Pflanzen wurden feucht gehalten und die Tabletten mithilfe eines Holzstockes im Gießwasser aufgelöst. Bereits nach einigen Tagen zeigten die weißen Hortensien rosarote Punkte an den Blüten, die sich innerhalb von zehn bis 14 Tagen derartig vermehrten, dass der Farbwandel offensichtlich war.

Resultat lässt sich wiederholen

Anfangs skeptisch, wiederholte Eva Winkler den Versuch mehrere Male an verschiedenen weißen Hortensien – hier zeigte sich dieselbe Reaktion …
Eine Blaufärbung von roten oder rosafarbenen Hortensien ist Gärtnern nicht unbekannt. Denn wenn die Erde sauer ist und Kalialaun oder Aluminiumsulfat zugeführt werden, wird aus der roten eine blaue Farbe. Was Eva Winkler entdeckte, ist die Farbentstehung bei weißen Hortensien und die Reaktion auf potenzierte Salze (bei einer D6 nur ein Millionstel Teil Kaliumaluminiumsulfat).

Schüßler vergleicht Agrikultur mit Funktionsmitteln

Interessant sind die Beobachtungen unserer Leserin im Hinblick auf Schüßlers Beschreibungen in seiner »Abgekürzten Therapie«. Dort nimmt der Altmeister Stellung zu Untersuchungen von Liebig: »Für die Landwirtschaft haben die anorganischen Stoffe der Pflanzen durch die Chemie bereits ihre Verwertung gefunden. Danach ist meine Therapie ein Analogum der Agriculturchemie. So wie man, was jeder rationelle Landmann weiß – kränkelnde Pflanzen durch Begießen mit einer Lösung des ihnen entsprechenden Salzes zum Gedeihen bringen kann, so kuriere ich die erkrankten animalischen Gewebe mittels Verabreichung von Molekülen eines anorganischen Salzes, welches demjenigen homogen ist, durch dessen Funktionsstörung die betreffende Krankheit bedingt ist.«

Gesetz des Minimums

Schüßler befasste sich auch mit dem Gesetz des Minimums des Chemikers Justus Liebig (1803–1873) und übertrug es auf den Mineralstoffhaushalt des Menschen. Dem folgend sei die Konstitution der Zelle von der Zusammensetzung des Nährbodens bestimmt; der im Boden am geringsten vorkommende Nährstoff müsse als Dünger zugeführt werden. Mittels minimaler (= homöopathisch aufbereiteter) Gaben des gleichen Salzes seien Störungen zu beheben und die Krankheit zu heilen. »Die Biochemie«, so Schüßler, »bezweckt die Korrektur der von der Norm abgewichenen Physiologie«. Konkret heißt das: Das Salz, das zum

Zeitpunkt der Störung am wenigsten im Organismus vorhanden ist, muss in geringer Menge zugeführt werden, um den Mineralstoffhaushalt und die Verteilung der Salze zu regulieren.

Auch in unserer Zeit sind immer Veröffentlichungen erschienen (M. Ulydert u. a.), in denen beschrieben wird, dass (kranke) Pflanzen die Mineralstoffe und Spurenelemente aus dem Boden erst aufnahmen, wenn diese homöopathisiert (verrieben und potenziert) wurden. Die Beobachtungen von Eva Winkler sind sicher einzigartig und außerordentlich beachtenswert!

Günther H. Heepen, Postfach 4230, 78507 Tuttlingen

Literatur: Mallet, Corinne: »Hortensien auswählen,
pflanzen, pflegen«, Ulmer Verlag
Der Große Ratgeber Garten, Bassermann Verlag

8. Das Hortensien-Experiment geht weiter

Im Laufe der Jahre wurden die Potenzen weiter erhöht bis C_{30}. Und siehe da, auch die nicht mehr nachweisbare Substanz Alaun (in der Homöopathie = Alumen) zeigte einen Farbwandel an – über die billionenfache Verdünnung hinaus.

Die weißen Blüten »bekannten« Farbe – rosarote Punkte bildeten sich zuerst an den Blütenrändern und später darüber hinaus auf den gesamten Blütenblättern.

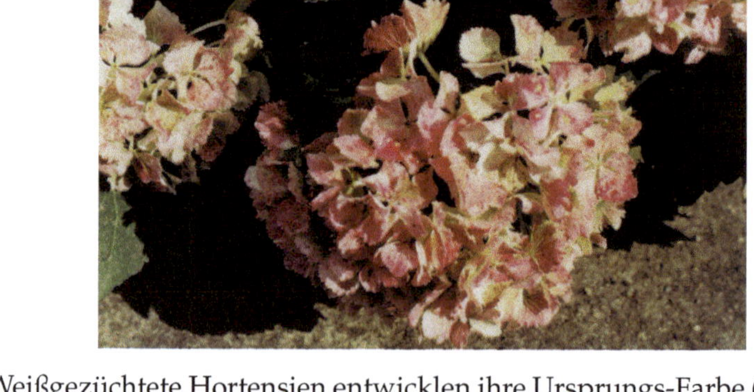

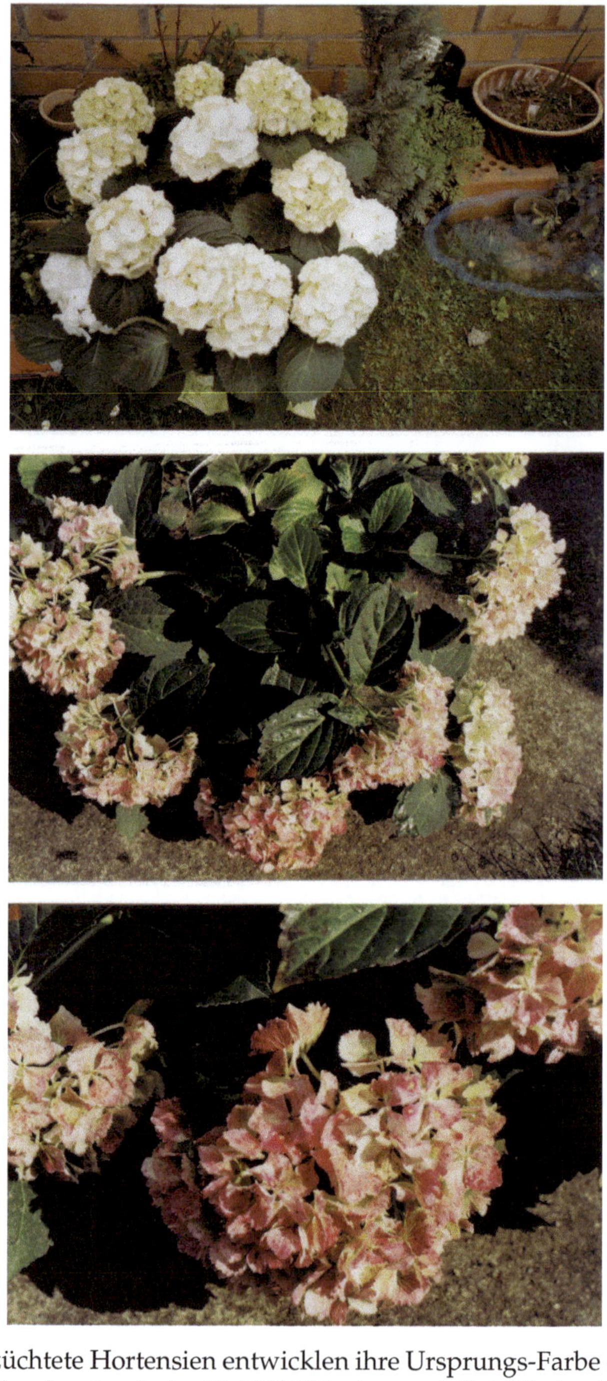

Weißgezüchtete Hortensien entwicklen ihre Ursprungs-Farbe (rosarot) durch *potenziertes* ALAUN (Beginn nach 2–3 Wochen).
Fotos von Eva Heinrich-Winkler

9. Verdünnungsverhältnisse homöopathischer Potenzen[4]

Nenner	Dimension		Potenzen	Beginn Hochpotenz	
1.000.000	10^6	Million	C3	D6	
1.000.000.000	10^9	Milliarde		D9	
1.000.000.000.000	10^{12}	Billion	C6	D12	
1.000.000.000.000.000	10^{15}	Billiarde		D15	
1.000.000.000.000.000.000	10^{18}	Trillion	C9	D18	
1.000.000.000.000.000.000.000	10^{21}	Trilliarde		D21	
1.000.000.000.000.000.000.000.000	10^{24}	Quadrillion	C12	D24	$\geq$C12 $\geq$D23 $\geq$LM4
1.000.000.000.000.000.000.000.000.000	10^{27}	Quadrilliarde		D27	
1.000.000.000.000.000.000.000.000.000.000	10^{30}	Quintillion	C15	D30	
1.000.000.000.000.000.000.000.000.000.000.000	10^{33}	Quintilliarde		D33	
1.000.000.000.000.000.000.000.000.000.000.000.000	10^{36}	Sextillion	C18	D36	
1.000.000.000.000.000.000.000.000.000.000.000.000.000	10^{39}	Sextilliarde		D39	
1.000.000.000.000.000.000.000.000.000.000.000.000.000.000	10^{42}	Septillion	C21	D42	
1.000.000.000.000.000.000.000.000.000.000.000.000.000.000.000	10^{45}	Septilliarde		D45	
1.000.000.000.000.000.000.000.000.000.000.000.000.000.000.000.000	10^{48}	Octillion	C24	D48	
1.000.000.000.000.000.000.000.000.000.000.000.000.000.000.000.000.000	10^{51}	Octilliarde		D51	
1.000.000.000.000.000.000.000.000.000.000.000.000.000.000.000.000.000.000	10^{54}	Nonillion	C27	D54	
1.000.000.000.000.000.000.000.000.000.000.000.000.000.000.000.000.000.000.000	10^{57}	Nonilliarde		D57	
1.000.000.000.000.000.000.000.000.000.000.000.000.000.000.000.000.000.000.000.000	10^{60}	Decillion	C30	D60	

Verdünnungsverhältnis am Beispiel D6 und C30:

D6 entspricht einem Verhältnis 1:1.000.000 = 10^{-6} = eins zu einer Million.

C30 entspricht einem Verhältnis 1:1.000.000... (eine 1 mit 60 Nullen) = 10^{-60} = eins zu einer Decillion.

Einteilung Hochpotenzen: ab 10^{-23}

Avogadro'sche Zahl: Zahl der Moleküle in 1 Mol = $6{,}023 \cdot 10^{23}$ elementare Teilchen.

Mol: Molekulargewicht in g
(diejenige Menge eines chem. einheitlichen Stoffes in Gramm, die seinem rel. Molekulargewicht in Gramm entspricht) z. B.: Ein Mol H_2O (= 18 g Wasser) hat $6{,}023 \cdot 10^{23}$ Moleküle.

Bild 3: Verdünnungsverhältnisse homöopathischer Potenzen

---

4 Grätz, Joachim-F., »Die homöopathischen Potenzen – Ein Ratgeber aus der Praxis«, Tisani Verlag (früher Hirthammer Verlag), 2003, S. 26

10. Eine Blume bringt es an den Tag –
   Homöopathie wirkt sichtbar

Da jeder Mensch einmalige Reaktionsmuster an Körper,
Geist und Seele hat, ist es auch nicht möglich, die Wirksamkeit homöopathischer Mittel hier eindeutig zu beweisen
und zu wiederholen.
Dieser Umstand wird sich auch nicht verändern. Und so ist
das Farbwandel-Experiment an weißgezüchteten Hortensien ein nachvollziehbarer Versuch, die Wirksamkeit homöopathischer Potenzen sichtbar (und wiederholbar) zu
machen.

Beweise der Wirksamkeit sind jahrelange Versuche, Wiederholungen sowie Bestätigungen von Interessierten (siehe
Anlagen 1, 2). Kontrollversuche mit Wasser/pur und
Alaun (unhomöopathisch) zeigten keine Farbveränderung
an, auch die zusätzlichen Trägerstoffe allein – wie:

– Milchzucker (in Schüler-Salzen)
– Saccharose (in Globoli)

brachten keine rosaroten Farbsignale bei weißgezüchteten
Hortensien-Blüten hervor. Manchmal wurde nur das Grün
(Chlorophyll) verstärkt bis zum Vertrocknen aber keinerlei
»Erröten«.

Nur die Kombination von Kalium-Aluminium-Sulfuricum in homöopathischer Aufbereitung zeigte den Farbwandel an weißen Hortensien-Blüten an: langsam aber sichtbar in 2–3 Wochen.

Zu welchen Teilen die einzelnen Stoffe an dem Farbwandel beteiligt sind, können sicher moderne Verfahren herausfinden (z. B. in Wurzellaboren etc.). Eventuell sind auch die besonderen Aluminium-Kristalle »quasi« beteiligt.
Vor einiger Zeit wurden vom israelischen Nobelpreisträger Dan Shechtman Besonderheiten in der Struktur der Aluminium-Kristalle (Quasikristialle) entdeckt!

In jedem Fall ist es die homöopathische Aufbereitung, die den Farbwandel erst beeinflusst! Nix mit Placebo!

11. Bedeutung des Farbstoffs Delphinidin / Anthocyan-Gruppe

Wie schon unter Punkt 1.1 erwähnt, ist Delphinidin ein Blütenfarbstoff, der zur intensiven Färbung beiträgt. Er gehört zur Anthocyan-Gruppe (anthos = Blüte, kyanos = blaue Farbe) und kommt u. a. auch im Rittersporn (Delphinium consolida) vor.

Blütenfarbtöne werden noch durch weitere Faktoren beeinflusst. So wird die Färbung wesentlich mitbestimmt durch die Pigmentträgerzellen (Chromatophoren = Farbträger) in Teilen des Blütengewebes. Und auch das Vorhandensein

von Co-Pigmenten wurde beschrieben, wobei zusätzlich
zu den Co-Pigmenten stets bestimmte Farbstoffe zusam-
men mit Metall-Ionen wirken.

Und bei den Hortensien ist es eben der Farbstoff Delphinidin, der mit den Metall-Ionen eine Verbindung eingeht.
Und dieses Metall ist: Aluminium!

12. Der Weg zum Farbwandel führt über Aluminium

Häufig wird gesagt, dass es nur der saure Boden ist, der die
Blaufärbung von Hortensien-Blüten bewirkt. Doch in der
Fachliteratur wird auf Folgendes hingewiesen:
»Tatsächlich ist es nicht die Säure des Bodens selbst, die
den Farbumschlag zu Blau hin bewirkt, sondern das
Aluminium, das von den Wurzeln nur in saurem Milieu
aufgenommen werden kann. Die meisten gewachsenen
Böden enthalten mehr oder weniger Aluminium in Form
von Sulfat ...«[5]

Das Hinzufügen von Alaun (Kalium-Aluminium-Sulfat)
bei rosa-blühenden Hortensien trägt also durch das Aluminium im Alaun (wie es Gärtner nutzen) wesentlich zur
Blaufärbung rosaroter Hortensien bei.

---

5 Mallet, Corinne, »Hortensien auswählen, pflanzen, pflegen«, Ulmer
  Verlag, 2002, S. 9

Auch im homöopathischen Farbwandel-Experiment bewirkte ein Weglassen von Aluminium (z. B. nur die Verbindung Kalium-Sulfuricum / Nr. 6 bei den Schüßler-Salzen) keine sichtbare Farbreaktion der weißen Hortensien-Blüten. Sicher kann man noch anführen, dass selbst in weißen Blüten Verbindungen wirken, die für das menschliche Auge nicht mehr wahrnehmbar sind (Insekten hingegen können im UV-Spektrum noch weitere Absorbtionsmuster erkennen und »darauf fliegen«).

Oder es gibt Vermutungen, dass eventuell die Hortensie nur mit der roten Farbe reagiert, weil sie »glaubt«, ein Schädling o. ä. würde sie befallen. Das sind alles wichtige Hinweise, doch die Frage beim Hortensien-Farbwandel bleibt: Warum gibt es eigentlich nur Reaktionen mit potenzierten Verdünnungen, in denen »rechnerisch« das Nichts regiert?

12.1 Hinweis vom Institut für Züchtungsforschung zur Aluminium-Wirkung

Selber hatte das Institut keine Möglichkeit den Farbwandel bei weißgezüchteten Hortensien (zurück zur Ursprungsfarbe Rosarot) unter die wissenschaftliche »Lupe« zu nehmen.

Man gab aber einen wichtigen Hinweis auf eine Forschungsarbeit in Kanada zur Wirkung von Aluminium auf das Wurzelwachstum (hier bei Weizenpflanzen), wobei eine Hemmung des Wachstums der Wurzeln durch die Beteiligung von Aluminium offensichtlich wurde.

12.2 Aluminium als Adstringens bekannt

Aluminium-Salze (und deren Lösung) dienen schon lange als Adstringenzien (lat. adstringere = zusammenziehen). So nutzt man z. B. Aluminium-Chlorid als Antihidrotika (Mittel gegen übermäßige Schweißsekretion in vielen Deos).[6]
Auch die Antazida mit Aluminium-Verbindungen (säurebindendes Mittel für den Magen) sind hinlänglich bekannt und sollten nicht länger als vier Wochen genommen werden, da es durch die toxische Wirkung des Aluminiums auf Dauer zur Mineralisation z. B. der Knochen kommen kann.
Auch sollte auf die gleichzeitige Einnahme von säurehaltigen Säften verzichtet werden, da es zur Aufnahme von Aluminium im Organismus führen kann.[7]
Dieser »Ausflug« in die Medizin zeigt, dass Aluminium nicht nur Einfluss auf den menschlichen Organismus hat, sondern z. B. auch in der Flora das Wurzelwachstum hemmt, und nicht zuletzt bei der Farbbildung der Hortensien ein wesentlicher Faktor ist und mit in das Hortensien-Farbwandel-Experiment einbezogen werden muss – nun sogar in homöopathischen »Dosen«!

Aluminium und Säuren bilden eine Allianz, die sowohl beim Menschen als auch in den Pflanzen wirkt / reagiert!

---

6 De Gruyter, W., Pschyrembel Klinisches Wörterbuch, 259. Auflage, Verlag Kiepenheuer & Witsch, S. 51, 89 (sinngemäß)
7 Hans Weiss, »3 × Täglich«, 1. Auflage 2003, S. 744 ff (sinngemäß), Verlag Kiepenheuer & Witsch

13. *Pflanzen – unsere grünen Schwestern*

Diese Symbolik der Indianer lässt uns erinnern, welche Gemeinschaft – ja »Verwandtschaft« – zwischen Mensch und Pflanze besteht. Sind es doch die Pflanzen, die die anorganischen Mineralstoffe des Bodens in organische Mineralstoff-Komplexe umwandeln und verfügbar machen und so von der unbelebten Materie in die belebte Natur führen.

Sowohl Justus von Liebig als auch Dr. Heinrich Schüßler verfolgten diese Idee. Und Dr. Schüßler war es, der diese Mineralien für unsere Zellen »aufbereitete« – als Impulsgeber in unserem Organismus.

Das Hortensien-Experiment zeigt durch die Farbreaktion weißgezüchteter Hortensien auf homöopathisch aufbereitete Mineralien, dass Hortensien, die an Pigmentmangel »erkrankten«, mit der Kraft der Homöopathie wieder »gesundeten« – eben: zur Ursprungsfarbe zurück!

Welche Mechanismen hier im einzelnen zusammenwirken, ist ein weites (spannendes) Feld – sicher auch für die Wissenschaft.

14. Macht's nach – aber macht's genau nach!

Hahnemann war es, der seinen Schülern diesen Rat gab.
Vielleicht kann der Erfahrungsbericht Interesse wecken.
Zum Nachmachen für Jedermann, der endlich wissen will,
ob von der Homöopathie nun doch eine objektive Wirkung
ausgeht und nicht nur mit dem Placebo-Effekt erklärt werden kann.

Anlage 1

Institut für Biochemie

nach Dr. Schüßler

Mag. Margit Müller-Frahling

Mag. Margit Müller-Frahling | Untere Kampstraße 23 | 59646 Sundern

Frau E. Winkler

Sundern, den 21. 09. 2010

Sehr geehrte Frau Winkler,

dankend übersenden wir Ihnen Ihre Original-Unterlagen zu den Hortensienversuchen zurück.

Auch wir können berichten, dass sich die weißen Hortensienblüten nach ca. 3 Wochen rosa und bis heute kräftig rot verfärbt haben, nachdem das Gießwasser für diese Pflanze mit 7 Stück Nr. 20 Kalium aluminium sulfuricum (gemeint ist das »Alaun« der Biochemie nach Dr. Schüßler in D_6 = also potenziert / der Verf.) angereichert wurde.

Selbst nachdem die Hortensie seit Wochen »nur noch« mit Regenwasser gegossen wurde, bleibt sie kräftig rot.

Erfreulich ist die Erkenntnis, dass wirklich geringste Mengen an Mineralstoffe so eine große Wirkung zeigen.

Mit herzlichen Grüßen

i. A. Veronika Eickelmann

Frau
Eva Winkler

Hortensien-Farbwandel-Experiment

Wir sind eine naturorientierte Apotheke mit dem Schwerpunkt Homöopathie.
Ich kann bestätigen, dass homöopathisch aufbereitetes ALAUN (ALUMEN=KALIUM-ALUMINIUM-SULFURICUM) in der POTENZ D12 (Verdünnungsverhältnis 1:1000000000000) einen signifikanten Farbwandel an (vorher jahrelang) weißen Hortensienbüschen anzeigte/ca. 2 Wochen nach Beginn der Anwendung.
Ein nur mit Leitungswasser »behandelter« alter Busch zeigte weiterhin nur weiße Blüten. Die mit Alaun D12 »behandelten« Büsche zeigten auch im darauf folgenden Jahr noch leicht rosarote Blüten.

Lidia Minoche
CECILIEN-APOTHEKE
Berlin, den 05. 07. 2012

II. Experiment für Jedermann

Zusammenfassung / Anleitung

Testmöglichkeit zum objektiven Nachweis der Wirksamkeit von homöopathischen Verdünnungen – Sichtbarmachung durch Farbwandel an weißen Hortensien-Blüten

1. Zielstellung

Homöopathische Verdünnungen, die chemisch kein Molekül mehr in sich nachweisen lassen (nach der Loschmidt-Konstante/o. Avogadrozahl ab der Verdünnung von $D_{23} = 10^{-23}$), werden bislang mit der Placebo-Wirkung verglichen.

Die vorgestellte Testmöglichkeit kann auch die Wirksamkeit von weitaus höheren Verdünnungen (in homöopathischer Potenzierung, im Versuch bis $C_{30} = 10^{-60}$!) sichtbar machen – nun objektiv durch wiederholbaren Farbwandel an weißen Hortensien.

2. Ausgangsidee

Es ist bekannt, dass rote bis rosarote Hortensien mit bestimmten Bedingungen ihre Farbe in Blau verwandeln können. Da Rosarot die Ursprungsfarbe der Hortensien ist, ist der Farbwandel dann sichtbar. Wie reagieren weiße Hortensien?

3. Bedingungen zur Blau-Färbung von rosaroten Hortensien

- Säuregrad der pflanzenerde (pH-Wert ca. 4–5,5)
- Aufnahmevermögen der Wurzeln des im Boden befindlichen Aluminiums

– Nur rosarote Hortensien eignen sich zur Blau-Färbung,
denn in ihnen wirkt noch der Farbstoff Delphinidin, der
mit freien Aluminium-Ionen eine Verbindung eingeht,
die zur Blaufärbung der Blüten führt.
Das bekannte Mittel zur Blau-Färbung ist neben saurem
Boden das häufig verwendete Alaun (Kalium-Aluminium-
Sulfat-Verbindung).

4. Besonderheiten bei weißen Hortensien

Bestätigt wird, dass weiße Hortensien immer weiß bleiben
– also ihre Ursprungsfarbe Rosarot nicht mehr erlangen
können.

»… Die Farbvariationen bei den einzelnen Hortensien-
schauen sind das Ergebnis langjähriger Auslesezüchtun-
gen über die generative Vermehrung (Saatgut). Über die
Düngung können wir nur die Blaufärbung beeinflussen.
Die weiße Farbe haben spezielle Sorten. Hier ist ein Färben
nicht möglich.«[8]

In der Literatur wird die Nicht-Färbung (also Weißbleiben)
von Hortensien begründet:
»… weiße Blüten haben ihre Ursache in einem Pigmentmangel. Manche Blüten können naturweiß oder sehr blass-

---

8 Quelle: Antwort auf Nachfrage Spät'sch Baumschule, Berlin

gelb sein, doch dabei handelt es sich nur um eine schwache
Konzentration der Farbpigmente.«[9]

5. Folgerung für den gesuchten Farbwandel von Weiß zu Rosarot

Beim gewünschten Farbumschlag von Weiß zur Ursprungsfarbe Rosarot müssten die Wurzeln wieder mit dem Aluminium reagieren und somit der genannte Pigment-Mangel
rückgängig gemacht werden.

5.1 Anwendung des homöopathischen Gesetzes (Simile = Ähnliches)

Da die freien Aluminium-Ionen offensichtlich nicht mehr
von den Wurzeln der weißen Hortensien aufgenommen
wurden, kam die Idee, es mit potenziertem Alaun zu versuchen, denn das übliche (grobstoffliche) Alaun zeigte
keine Reaktion bei weißen Hortensien-Blüten.
Und Aluminium allein (in potenzierter Form) zeigte ebenfalls keinen Farbwandel an.

---

9 »Hortensien auswählen …«, C. Mallet, Ulmer Verlag, 2002, S. 9

5.2 Zusammensetzung von Alaun

In jedem »Blumendünger« für blaue Hortensien-Blüten ist die Mineralien-Kombination unter dem Begriff Alaun zu finden. Darunter verbirgt sich: Alaun = Kalium-Aluminium-Sulfat.

5.3 Alaun in potenzierter Form

In der Biochemie nach Dr. Schüßler findet man diese Kombination als Ergänzungsmittel Nr. 20 und ist (in älterem Sprachgebrauch): Kalium-Aluminium-Sulfuricum. Gebräuchlich sind hier die Potenzen D_6 und D_{12} und wurden zuerst im Versuch in Tablettenform eingesetzt.

In der klassischen Homöopathie wird Alaun zu *Alumen* und ist in Apotheken auch in hohen Potenzen zu haben – im erweiterten Versuch war es die Potenz C_{30} / entspricht dem Verdünnungs-Verhältnis von $1:10^{60}$ – und wurde hier als Dilution genutzt.

6. Methode zum Farbwandel-Experiment

Weiße Hortensien gibt es schon Anfang März in den Blumenläden. Doch die Erfahrung zeigt, dass erst die Monate Mai, Juni und Juli für den sichtbaren Farbwandel geeigneter sind.

6.1 Benötigtes Material

– Minimum 3 weiße Hortensien-Töpfe / Durchmesser sollte
schon die mittlere Größe sein (ab Ø 12cm – besser größer)

– Leitungswasser / Regenwasser

– Biochemisches Kalium-Aluminium-Sulfuricum nach
Dr. Schüßler (Nr. 20) / Tabletten in der Potenz D_6 oder D_{12}

– Homöopathisches Mittel in der Potenz C_{30} (= Verdünnung $1:10^{60}$)

Hier wird Kalium-Aluminium-Sulfuricum mit *Alumen* bezeichnet (nicht zu verwechseln mit Alumina!).

6.2 Versuchsmonate

Günstige Bedingungen für den Versuchsverlauf finden sich
in den Monaten Mai bis Juli. Sonne, Wärme und Feuchtigkeit (Hortensie = Hydragena »getauft«) sind ideale Voraus-
setzungen zum Gelingen. (Bereits gepflanzte Hortensien
blühen später.)

6.3 Versuchsort

– Hortensien können ins Erdreich gepflanzt werden.

– Hortensien können im Topf bleiben. Dann aber nicht in
   Terrakotta-Töpfe umpflanzen, da diese aluminiumhaltig sind (Ton) und den Versuch beeinflussen!

– Hortensien-Busch / weiß ideal im Garten, dann Menge
   Tabletten/Tropfen und Wasser verdoppeln (günstig, da
   lange Blütezeit – aber erst ab Juni/Juli!)

6.4 Versuchsablauf

Für Versuch im Kleinformat:
Drei Hortensien / weiß werden zur Abgrenzung in drei
getrennte Blumenkästen deponiert (mit Wasserabfluss),
Halbschatten!
Da Hortensien viel Feuchtigkeit benötigen (Hortensie wird
auch als »Die Wasserschlürfende« bezeichnet), wird am
ersten Tag jeder Ballen mit Wasser / pur begossen.
Aber keine stauende Nässe!
Zum Vergleich sind Fotos sinnvoll!

• Erste Pflanze mit Wasser / pur weiter gießen (Extrage-
  fäß beibehalten!)
• Zweite Pflanze mit Schüßler-Salz Nr. 20 behandeln.
  Kleinste Menge (80 Stück in der Potenz D_6 in jeder Apo-

theke – Tabletten für den Versuch wurden von der Firma DHU verwendet, da sie sich gut und schnell auflösen). Auch hier ein Extragefäß nutzen, damit eine exakte Trennung beibehalten bleibt. Dies ist ganz wichtig für die Gegenüberstellung! 5–7 Tabletten davon in einem halben Liter Wasser auflösen und sogleich nach dem Umrühren den Ballen begießen; den Ballen stets feucht halten; meist jeden zweiten Tag gießen; je nach Temperatur und Wind. Jedes Mal eine neue Lösung ansetzen.

- Die dritte Pflanze kann auch sogleich mit hoher Potenz behandelt werden – sozusagen mit dem Tropfen im Bodensee! Kleinste Menge (20ml-Flasche / Dilution in der Potenz C_{30} in jeder Apotheke – meist Bestellung zum nächsten Tag – ebenfalls Versuch mit dem homöopathischen Mittel von der DHU / Name hier: Alumen [nochmals: nicht zu verwechseln mit Alumina!])
Ca. 5–7 Tropfen auf einen halben Liter Wasser geben und umrühren (wichtig: Schwingung des Wassers!) und sogleich den Ballen begießen.
Keine Metall-Gegenstände zum Umrühren benutzen – Holz ist richtig!
Auch hier: Ballen stets feucht halten und jedes Mal eine neue Lösung ansetzen. Die »Rührstäbe« dürfen niemals verwechselt werden – jeder Tropfen wirkt!

7. Schlussfolgerung / Kurzgeschichte

Mit der Sichtbarmachung des Farbwandels der weißen
Hortensien zu rosarot wird die Wirksamkeit der Homöo-
pathie »augenscheinlich«.
Ansonsten war es stets eine subjektive, nicht messbare
Wirkung (bei Mensch und Tier) und deshalb noch immer
mit Placebo-Mechanismus allgemein begründet.

Gewiss wird man die homöopathische Wirksamkeit (physikalisch und chemisch) anzweifeln, denn ansonsten müsste
man den vier bekannten Kräften in der Natur (Gravitation,
Elektro-Magnetismus, starke bzw. schwache Atomkraft)
nun eine fünfte Kraft hinzufügen (sozusagen: die Quintessenz!).

In der Homöopathie spricht man von der *Kraft der Information*. Durch den Vorgang der Dynamisierung (Verrei-
bung/Verdünnung, Verschüttelung) entsteht das Neue!

Mit o. g. Versuchsanordnung könnte man:

1. in der Pharmakologie weitere Erkenntnisse erarbeiten,
2. in der Lehre der Homöopathie konkrete Beweise aufzei-
   gen
3. in der biologisch-gärtnerischen Ebene weitere Farb-
   varianten an Hortensien erkunden (selbst im Boden
   gewachsene weiße Hortensien verändern ihre Farbe)

4. in der Wissenschaft dem »Phänomen« Information und
dem »Rätsel« Gedächtnis des Wassers näherkommen.

Besonders für die klassische Homöopathie sind sicher Versuche mit sehr hohen Potenzen von Interesse und man könnte die Aussage prüfen:

Die Homöopathie wirkt sichtbar und wiederholbar für Jedermann! Um Teilnahme wird gebeten!

Als kleines Dankeschön folgt eine kinderleichte Kurzgeschichte.

Der Meister und die Kinderfragen

Kurzgeschichte

Es war einmal ein Lehrer, der den Kindern Zeit für ihre Gedankenbilder ließ und nicht nur die greif- und messbare Materie als das Maß aller Dinge in den Raum stellte.

So fragte die kleine Ursula mit Urvertrauen: »Wer oder was hat denn nun beim Ur-Knall geknallt – so ganz mit ohne nichts?«

Und Dieter wollte wissen: »Wie kommt es nur, dass im Herbst stets Riesenberge von Laub auf Opas Komposthaufen im Garten zusammengetragen werden und später daraus ein Häufchen Muttererde wird … Nahrung mit genau den Stoffen, die den Pflanzen zum Wachsen verhelfen und daraus dann unsere Lebens-Nahrung wird? Und warum wird eigentlich die Erdkugel nicht mit jedem Jahr vom vielen Laub immer kugelrunder?«

Als der Lehrer dann erklärte, dass es die unzähligen Organismen im Boden sind, die diese Verwandlung hervorbringen, getraute sich Erika nachzufragen: »Woher bekommen nun diese Organismen ihre Anweisung für das richtige Sortieren, dann ist doch die Erde sehr klug?«
Und Ingrid konnte sich aus dem Religionsunterricht erinnern, dass da auch der Mensch aus Erde geformt wurde,

weil es doch in der Bibel heißt: ›Von Erde bis du genommen, zu Erde wirst du wieder werden‹. Und das Wort HUMAN hat doch von Alters her mit dem Wort HUMUS einen gemeinsamen Klang!

Jetzt konnte sich Peter nicht mehr zurückhalten und rief aufgeregt:
»Genau, meine Oma hat im Schrank immer Salze von Doktor Schüßler, und diese 12 Salze sind Mineralien im Boden, wie sie auch in der Asche zurückbleiben, wenn ein Mensch verbrannt wird. Wenn diese Mineralien fehlen, wird der Mensch krank. Oma sagt, man sieht es manchmal schon an der Nasenspitze. Wenn mir mal die Nase tropft, gibt sie mir Schüßler-Salze, die den Schnupfen verjagen …«
Doch nun rief der Lehrer: »Jetzt Schluss mit euren Geschichten! Wir müssen im Stoff weitergehen, schließlich wollt ihr ja mal gute Prüfungen ablegen und was zählt, sind eure Noten auf dem Zeugnis!«

Beim Wort GESCHICHTEN fiel der Trude eine kleine Geschichte ein – eigentlich war es ein Gedicht – und sie bat noch rasch davon zu berichten:
Die Mutter wusste von einem Herrn Ribbeck von Ribbeck im Havelland – ein Birnbaum in seinem Garten stand – und wenn die Kinder zur Schule rannten, schenkte er ihnen oft eine reife Frucht von seinem Birnbaum.
So vergingen die Jahre und eines Sommertages kamen die Kinder wieder am Garten vorbei – aber Herr Ribbeck war nicht da.
Auf dem Rückweg erfuhren sie, dass Herr Ribbeck in der

Nacht eingeschlafen sei – »heimgegangen« sagten die Leute. In seiner Hand fanden sie einen Zettel:
Man möge ihm ins Grab einen kleinen Birnenkern mitgeben. Die Kinder waren sehr traurig und brachten Wiesenblumen ihrem geliebten Herrn Ribbeck vom Havelland.
Als der nächste Sommer kam, lachten wieder die reifen Birnen hinter dem Zaun. Es war ein neuer Name am Gartentor und niemand verschenkte mehr saftige Früchte. Da erinnerten sich die Kinder an ihren Freund und liefen gemeinsam zum Alten Friedhof.
Doch welch ein Jubel:
Vom Grab winkte ihnen ein kleiner Birnbaum entgegen – wie im Märchen!
Jetzt fragten die Kinder fast gleichzeitig:
»Welche Weisheit und Kraft muss wohl in diesem Kern wohnen, dass daraus genau wieder ein Birnbaum wurde?«

Plötzlich rief Peter ganz erbost: »Eigentlich müssten wir uns alle an die eigene Birne fassen, denn die Kraft ist ganz logo: Die Information. Meine Oma sagt doch immer, dass in den Schüßler-Salzen die Mineralien kaum noch zu finden sind – aber ihre Informationen, die unseren Zellen zur Ordnung den richtigen Weg weisen. Viele glauben das nicht, doch selbst ein Birnbaum schüttelt im Zeitalter der Information darüber nur den Kopf, er verschüttelt sich fast ...«
»Jetzt sind wir beim Thema!«, rief der Lehrer:

Heute geht es um Information

Spreche ich zu euch, bekommt ihr eine Nachricht, die ihr
hört, eure Ohren empfangen also die Schwingungen mei-
ner Stimme, eine Information, die in eurem Computer –
wir sagen dazu Gehirn – ankommt und zu einem Gedan-
kenbild gestaltet wird.
Wir können also sagen: Wort = Schwingungen und Schwingungen = Information. Und so schwingen auch die Informationen in kleinen Kanälen zwischen unseren Zellen.
Fast könnte man sagen, die Zellen sprechen Billionen Mal
am Tag seit Urzeiten miteinander. Das alles erkannte der
Doktor Schüßler schon vor hundert Jahren.
Genial!

Nun lachte Peter aus vollem Herzen und rief: »Also hat
meine Oma recht! Und der Doktor Schüßler auch. Vielleicht war vor dem Ur-Knall das Wort. Sozusagen eine Information, die die Schwingung in unsere Welt brachte. Ich
habe ja auch mal gelesen:
Am Anfang war das Wort! Schon komisch, was aus weni-
gen Buchstaben alles werden kann.«
Da klingelte es zur Pause und eine Schulstunde ging zu

Ende!